CONTRIBUTION A L'ÉTUDE

DE

# L'ARRACHEMENT ACCIDENTEL DU CUIR CHEVELU

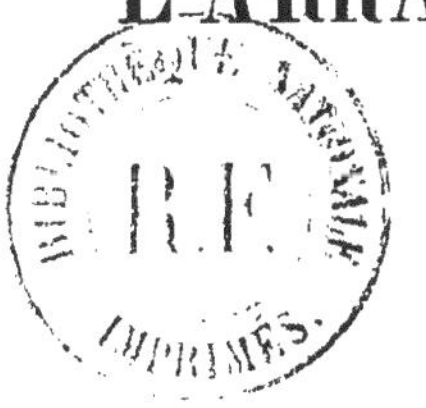



PAR

Le Dr. Joseph RENARD

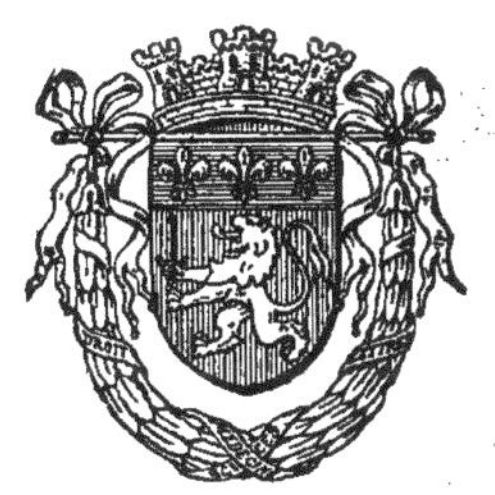

LYON
A. REY, IMPRIMEUR-ÉDITEUR DE L'UNIVERSITÉ
4, RUE GENTIL, 4

1913

CONTRIBUTION A L'ÉTUDE

DE

# L'ARRACHEMENT ACCIDENTEL DU CUIR CHEVELU

CONTRIBUTION A L'ÉTUDE

DE

# L'ARRACHEMENT ACCIDENTEL DU CUIR CHEVELU



PAR

Le Dr Joseph **RENARD**

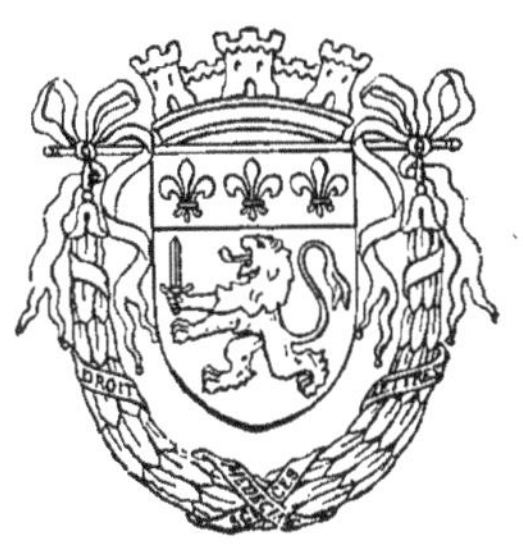


LYON

A. REY, IMPRIMEUR-ÉDITEUR DE L'UNIVERSITÉ

4, RUE GENTIL, 4

1913

A LA MÉMOIRE DE MON PÈRE

A MA MÈRE ET A MA TANTE

A MES AMIS

**et en particulier**

**à mon ami Eugène GRENOUILLET**

**Architecte-Diplômé de l'Ecole des Beaux-Arts de Paris.**

A MES MAITRES

**de la Faculté et des Hôpitaux**

**A mon Président de Thèse**

MONSIEUR LE PROFESSEUR VALLAS

A M. LE PROFESSEUR AGRÉGÉ BÉRARD

Chirurgien de l'Hôtel-Dieu

*A qui nous devons de précieux conseils pour la rédaction de cette thèse et dont nous n'oublierons jamais l'enseignement clinique pendant le semestre que nous avons passé dans son service.*

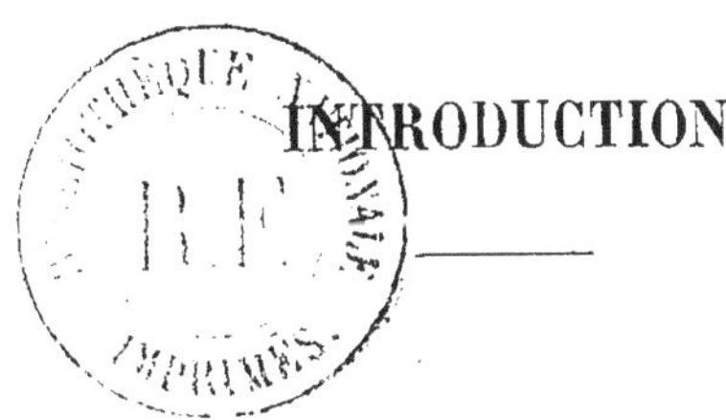

# INTRODUCTION

L'arrachement du cuir chevelu fait essentiellement partie de la chirurgie moderne. Il survient, en effet, presque toujours par suite d'une traction brusque sur des cheveux féminins enroulés autour d'un engrenage ou d'un arbre de couche. Le crâne se trouve ainsi complètement dénudé et le traitement n'est autre que celui d'une grande plaie bourgeonnante et infectée.

Avant l'ère du machinisme, les médecins connaissaient ces plaies surtout par ouï-dire et par les relations des voyageurs. Les Indiens avaient coutume d'enlever la chevelure de leurs ennemis par une incision circulaire et une traction brusque sur les cheveux. Ils réalisaient donc cette opération aussi élégamment que les engrenages, ne prenant aucun souci de dissection.

C'est Chateaubriand qui, un des premiers, fit connaître cette coutume, décrivant en des attitudes superbes des chefs indiens « le couteau de scalp à la ceinture ». Fenimore Cooper et Mayne Reid ont largement divulgué ensuite ces mœurs étranges, et on trouve facilement des récits d'infortunés touristes qui ont tout vu et ont même été attachés à un poteau attendant le scalp lorsqu'une circonstance imprévue les en a délivrés.

Nous avons observé un cas de scalp total dans le service de notre maître M. le professeur agrégé Bérard. M. le Docteur Cotte, son assistant, a bien voulu nous orienter sur ce sujet. Qu'ils reçoivent ici, tous les deux, tous nos remerciements.

M. le professeur Jaboulay nous a montré, lui-même, une scalpée traitée dans son service. Nous lui en sommes particulièrement reconnaissant.

Nous étudierons successivement dans ce travail :

1° La pathogénie et la symptomatologie de l'arrachement du cuir chevelu ;

2° Le pronostic et le traitement des diverses formes ;

3° Nous terminerons par la liste des observations présentées dans l'ordre suivant :

Observations de scalp complet ;

Observations de scalp incomplet ;

Plaies du cuir chevelu par arrachement ou glissement.

---

CONTRIBUTION A L'ÉTUDE

DE

# L'ARRACHEMENT ACCIDENTEL DU CUIR CHEVELU

## CHAPITRE PREMIER

### PATHOGÉNIE, SYMPTOMATOLOGIE

Il ne faut pas confondre les destructions limitées du cuir chevelu produites par une action immédiate avec le scalp accidentel dû à une traction sur les cheveux. Dans le premier cas le cuir chevelu se trouve déchiqueté, lacéré ou transformé en un magma confus sans qu'il soit possible de le reconstituer. Le scalp, au contraire, isole d'une façon nette un grand lambeau dont les limites sont presque toujours les mêmes : partant du rebord saillant de l'arcade sourcilière il se termine à la nuque en contournant les tempes et les oreilles.

A côté de ces plaies localisées, il faut faire une place aux plaies à lambeaux par glissement produites par « l'action oblique d'un corps vulnérant, qui, après avoir rompu les téguments, prend un point d'appui sur eux et les refoule au-devant de lui en glissant sur la surface arrondie des os du crâne ».

Ces traumatismes peuvent se produire de multiples façons et nous en mentionnons, dans notre série III d'observations, plusieurs cas typiques.

Dans le premier cas, c'est une roue de voiture qui laboure le front d'un cocher et lui décolle la peau jusqu'à la nuque.

Dans le second cas, une trappe de cave tombe sur le pariétal droit à la partie moyenne et, après section des téguments les refoule jusqu'à l'oreille.

La troisième observation relate le cas d'un maçon qui reçoit sur le sommet de la tête une planche debout qui refoule la peau jusqu'à la nuque.

Voici maintenant d'autres observations, où la tête au lieu d'être immobile, se porte au devant du corps contondant. Tel est le cas d'un couvreur qui, glissant sur une pente d'ardoises, se fait labourer et décoller le cuir chevelu depuis le front jusqu'à l'occiput.

Dans une tentative de suicide, un homme se frappe la tête contre l'angle d'un mur et se broie une vaste surface cutanée.

C'est un cocher qui tombe de son siège sur l'angle d'un trottoir et se fait arracher toute la peau correspondant à la région temporale.

On pourrait multiplier ces cas qui se produisent par les mécanismes les plus variés.

Au contraire, dans les cas de scalp accidentel, les faits se passent toujours de la même façon. Par insouciance ou étourderie, des jeunes filles s'approchent trop près des machines en mouvement et leurs cheveux épars ou nattés s'enroulent comme une corde autour d'un engrenage. Les plus jeunes présentent parfois leur chevelure aux peignes d'un métier. Les plus grandes n'attendent pas l'arrêt des machines pour régulariser leur coiffure et après avoir ôté leur résille renvoient leurs cheveux en arrière d'un coup de tête brusque.

Le désir d'aller au plus vite et l'habitude font passer les ouvrières sous des organes en mouvement et le danger qu'elles ont frôlé bien des fois ne les épargne plus.

La malheureuse se sent alors entraînée malgré elle, elle essaie de résister, s'arcboute après un montant de la machine ou est entraînée autour de l'axe en rotation, puis tout cède, et la blessée se trouve rejetée à terre, étourdie le plus souvent, et n'éprouvant, même dans le cas de connaissance parfaitement conservée qu'une douleur insignifiante, une sensation de froid à la tête inusité, aucunement en rapport avec le traumatisme survenu.

Il est rare que le cuir chevelu ne suive pas les cheveux et que ces derniers cèdent en se détachant à leur surface d'implantation. Cependant nous en avons trouvé un cas (obs. III) et nous relatons l'observation d'une acrobate qui se faisait élever en ballon suspendue par les cheveux à un trapèze placé au-dessous de l'aérostat. Ceci montre l'adhérence des cheveux à leur point d'insertion.

Il est inexact de dire que les femmes seules sont exposées au scalp de par leur longue chevelure. Nous rapportons, en effet, la douloureuse odyssée d'un Chinois employé sur un bateau et qui, négligeant la précaution de rouler sa queue pour l'empêcher d'être flottante, se fit scalper par une des pièces de la machinerie.

A côté de ces cas de scalp complet, il peut arriver que le cuir chevelu se rattache à la peau avoisinante par un pédicule si l'on a pu arrêter les machines à temps, ou si la taille de la blessée lui a permis de s'accommoder pendant quelques instants pour un minimum de désordres anatomiques.

La douleur primitive n'est pas intense, conditionnée en effet par l'extrême rapidité avec laquelle la section nerveuse est produite ; d'autre part, on ne peut invoquer le choc puisqu'il n'existe presque jamais.

L'hémorragie primitive, quelquefois abondante, est d'ordinaire arrêtée par la compression seule. Cependant, on remarquera dans plusieurs observations, que l'on dut recourir à la ligature de la temporale superficielle.

Malgré cette double absence de douleur et d'hémorragie primitive, la blessée tombe rapidement dans un état de stupeur, le plus souvent profonde, et le choc éprouvé avoisine le collapsus vrai.

Tantôt, il existe un peu de commotion cérébrale, tantôt le calme et l'indifférence de l'accidentée contrastent avec l'affolement de l'entourage.

La plaie laisse reconnaître les éléments anatomiques. Quelquefois le péricrâne et les muscles sont indemnes, mais, le plus souvent, la lésion les arrache en partie et le périoste est enlevé, quelquefois, par lambeaux.

On pourrait aussi décrire le facies de la malade, particularisé par la disparition des plis du front qui lui donne un air spécial d'indifférence ou d'étonnement.

Il nous faut mentionner, pour éclairer le mécanisme

de cet accident, les intéressantes expériences de Fouchard.

Il tresse en corde des cheveux de cadavre, puis opère des tractions dans trois axes différents :

1° Dans le prolongement du corps : les cheveux seuls cèdent ;

2° D'arrière en avant, il ne se produit que des arrachements limités des cheveux ;

3° D'avant en arrière cinq expériences ont donné cinq scalps complets.

Il semble donc que l'amorce du décollement se fasse au niveau des arcades sourcilières, qui, par leurs bords tranchants, sectionneraient la peau de dedans en dehors, avec d'autant plus de facilité que dans cette région elle est plus fine, très mobile et moins résistante. De l'examen de nombreux cas, il résulte que la plaie commence toujours au niveau ou un peu au-dessus des sourcils, dénudant le front, vaste surface sur laquelle aucune traction n'est opérée directement par l'intermédiaire des cheveux.

---

# CHAPITRE II

## PRONOSTIC ET TRAITEMENT

Il nous faut séparer nettement, au point de vue du pronostic et du traitement, les cas de scalp complet des cas de scalp incomplet : toutes les fois, en effet, que le cuir chevelu se rattache par un pédicule au reste des téguments craniens, on doit s'efforcer de le conserver : après un savonnage on rase minutieusement la tête ; on vérifie l'hémostase ; après avoir entouré le lambeau dans une compresse, on passe de la teinture d'iode sur toute l'étendue de la plaie sans oublier les moindres anfractuosités.

On peut alors réappliquer le lambeau aussi exactement que possible et le suturer aux parties voisines.

Cette question de la suture a été très controversée autrefois. Jean-Louis Petit l'a rejetée d'une façon absolue, et cela se conçoit si l'on songe qu'à son époque on ne disposait pas de l'asepsie actuelle et que le fil et l'aiguille du chirurgien infectaient souvent beaucoup plus gravement que les germes de l'ambiance.

Actuellement, on admet en général qu'il faut suturer sous certaines conditions :

1° Désinfecter et raser avec soin la plaie ;

2° Affronter les bords du cuir chevelu aussi exactement que possible en déroulant les parties recroquevillées, et si le lambeau est grand en y faisant des contre-ouvertures;

3° Drainer aux points déclives, surveiller la température et le pansement en se tenant prêt à intervenir si les circonstances l'exigent, soit en faisant sauter un fil, soit en réalisant un large enveloppement humide de sérum salé si l'on a des doutes sur la vitalité du lambeau.

Dans tous les cas, c'est alors que la chirurgie conservatrice doit exagérer. Il suffit, en effet, d'avoir vu des scalpés pour comprendre que l'on ne doit pas négliger le plus petit lambeau de peau. Telle languette déchiquetée et ne se rattachant que par un pédicule de quelques millimètres sera soigneusement désinfectée et réappliquée. On évitera souvent des mois d'hôpital en procédant ainsi et l'expérience a démontré aux chirurgiens que la teinture d'iode fait merveille comme désinfectant initial dans ces plaies du cuir chevelu. Est-ce un petit lambeau à bords nets de quelques centimètres carrés. Souvent, point n'est besoin de suture ; quelques gouttes d'iode et une bonne réapplication et l'on voit guérir en quelques jours et quelquefois sans suppuration une plaie qui eût exigé autrefois des semaines de traitement.

Dans les cas où la plaie est mâchée, où les lambeaux sont effilochés, tordus sur eux-mêmes, il faut s'armer de patience et, avec la brosse et le blaireau commencer par un nettoyage très doux de la région. On fera tenir avec des pinces pour les raser les débris chevelus. Surtout, ne pas couper et ne pas tirer sont deux principes essentiels. On remettra à leur place ces petits lambeaux ; on aura ainsi un véritable jeu de patience qu'on aura soin de badigeonner de teinture d'iode. La cicatrisation avancera beaucoup plus vite, grâce à ces presqu'îles de peau que l'on aura ainsi conservées, et le résultat esthétique sera satisfaisant surtout chez la femme qui pourra cacher les endroits dénudés avec les cheveux avoisinants.

Si la plaie est considérable, il pourra se produire une suppuration abondante. On recourra aux divers antiseptiques : eau oxygénée, permanganate de potasse, eau phéniquée ; on favorisera le bourgeonnement par des topiques divers : vaseline picriquée, vaseline salolée, pommade de Reclus, pommade au baume du Pérou, onguent styrax, vin aromatique, etc., etc., en se souvenant que, pour ces plaies plus que pour toutes autres, il faut enlever le pansement avec la plus grande douceur afin de ne pas décoller le liséré d'épidermisation souvent bien mince et bien fragile. Une excellente pratique consiste à imbiber les dernières compresses collées à la plaie avec une vaporisation antiseptique d'eau oxygénée par exemple. L'on pourra ainsi les enlever sans aucun effort de traction.

Une plaie ainsi traitée mettra en général, suivant ses dimensions, quelques semaines ou quelques mois à guérir ; mais il n'en es' pas de même si le scalp a été complet et si l'on a affaire à une plaie de la totalité de la surface chevelue et la dépassant même parfois car alors il faut envisager des années de traitement.

Dans ce derniers cas quelle est la conduite à tenir immédiatement après l'accident ? On se trouve d'ordinaire en présence d'une accidentée du travail qui vous apporte son cuir chevelu dans un linge avec l'espoir partagé par l'entourage que le médecin va le réappliquer et que tout se passera le plus simplement du monde. Il n'en est malheureusement rien et l'on ne peut trouver dans la littérature médicale un seul cas de réapplication couronné de succès. Wyart dans sa thèse cite le cas de Malherbe, mais, comme Fouchard l'a montré, Malherbe lui-même n'a pas proposé son observation comme un succès et le cuir réappliqué s'est éliminé par lambeaux.

La première chose à faire, c'est de parer aux indications immédiates. Comme on peut le voir par les observations recueillies, on sera parfois obligé de faire la ligature de la temporale superficielle, mais le plus souvent la compression seule suffit à arrêter l'hémorragie. On désinfectera soigneusement la plaie et son pourtour sans oublier les yeux et les oreilles; si des déchirures se prolongent à travers la nuque ou la région juxta-auriculaire, on les suturera. Comme première désinfection il est logique d'imprégner largement d'iode toute la surface cruentée.

Mais que faire de la calotte chevelue ? Va-t-on la rejeter alors que l'on fonde sur elle les plus grandes espérances et que le médecin lui-même hésite à ne pas essayer ? On peut répondre que sûrement le résultat sera nul, mais que néanmoins il faut faire comme si on devait réussir, surtout maintenant que Carrel et ses méthodes nous donnent une lueur d'espoir.

On commencera donc par la raser soigneusement en la mettant sur des linges stérilisés. On pourra aussi la désinfecter en la trempant dans de l'eau oxygénée, du permanganate ou un antiseptique quelconque. Cependant peut-être vaudrait-il mieux l'immerger dans du sérum de Locke à la température du corps. On la réappliquera ensuite exactement à sa place en suturant ses bords et en ayant soin de passer quelques drains deci de-là aux points déclives et à travers des contre-ouvertures pour permettre l'écoulement des liquides, car le pansement sera largement souillé les jours suivants : au premier, on conserve encore une certaine illusion, la calotte ne présente rien de décourageant ; au second pensement on est obligé de faire sauter quelques fils et si par endroits il semble que les bords s'accolent, on voit ailleurs des plaques jaunâtres de mortification qui au pansement suivant ne laissent aucun doute sur le résultat final. L'odeur de sphacèle et la désagrégation enlèvent alors les derniers espoirs et l'on est obligé de mettre à nu la plaie dans toute son étendue.

Le traitement sera celui de toute vaste plaie bourgeonnante et ici plus qu'ailleurs peut-être étant donné la nature osseuse du plan sous-jacent il faudra s'armer de patience. Si l'on interroge les auteurs et les malades, on s'aperçoit que ce n'est qu'en tâtonnant qu'on trouve le topique approprié. La malade nous montre elle-même les effets de tel ou tel pansement. Pour l'une, c'est le baume du Pérou ; pour une autre, c'est le vin aromatique. Une malade du service du professeur Jaboulay scalpée en novembre 1909 et pas encore guérie en avril 1913 nous dit que les pansements à l'eau salée lui paraissent avoir mieux valu que les autres.

En résumé, on pourra essayer tous les topiques et on choisira celui qui s'adapte le mieux à la blessée. Cependant il est deux conditions que l'on devra appliquer étroitement à cessortes de pansements :

1° Une propreté minutieuse afin d'éviter les complications des plaies de longue durée ;

2° Un respect tout particulier du bourrelet épidermique et pour cela on devra enlever le pansement bien lentement et en l'arrosant largement.

Bien entendu, on pourra et on devra même tenter des greffes. On pourra les prendre sur la malade, sur des membres fraîchement amputés, et maintenant qu'on enlève de vastes surfaces cutanées chez les hernieuses ombilicales on trouve ainsi un champ de greffes faciles.

Mais auparavant, nous ferons remarquer qu'il est des plaies rebelles à quelques greffes que ce soit. Indépendamment des observations que nous rapportons avec insuccès complet, plus récemment en janvier 1912 à la séance de la Société de Chirurgie, M. Ombrédame rapportait le cas d'une jeune diamantaire dont les cheveux s'engagèrent autour d'un arbre de transmission et qui eut un scalp total. « Pendant deux ans, dit-il, je tentai tout ce que je connais comme variété de greffes. Je fis des greffes de Thiersch après curettage des bourgeons et sans curettage des bourgeons, toujours j'observais les mêmes phénomènes : les greffes avaient l'air de prendre, restant en place dix ou douze jours, puis semblaient fondre, se résorbaient en deux ou trois jours et disparaissaient en définitive quel que soit le pansement, absorbant, métallique, sous taffetas ou à l'air libre.

« J'ai essayé des greffes de Kraus, des greffes italiennes, des greffes par raclage, rien n'a pris, toujours les greffes se détachaient entre dix et douze jours. »

Notre maître, M. le professeur Jaboulay, a bien voulu nous montrer lui-même la malade dont nous avons parlé plus haut et chez laquelle il a pratiqué avec insuccès pendant plus de deux ans les greffes les plus variées, recourant même à de la peau de grenouille.

Par contre il est des cas plus satisfaisants et nous avons vu chez M. le professeur Bérard un succès de greffes chez une scalpée, dont plusieurs commençaient à s'auréoler d'un liséré épidermique.

Ainsi sans vouloir passer en revue toutes les variétés de greffes, ce qui ne rentre pas dans notre cadre, nous ferons remarquer que l'on doit essayer les diverses méthodes, mais que celle qui semble avoir donné les meilleurs résultats d'après l'examen des observations est celle de Thiersch-Reverdin en procédant par lanières ou par petits îlots et en ayant soin de ne bien comprendre que le derme dans la section et de ne pas le dépasser par le tranchant du rasoir.

Ainsi traité, un scalp total du cuir chevelu ne mettra pas moins d'un an à un an et demi pour s'épidermiser en totalité et plus souvent deux ou trois ans et encore peut-on bien parler toujours de guérison ? Il faut en effet, avoir examiné une de ces plaies pour comprendre la fragilité de la cicatrice obtenue. Telle partie bien cicatrisée s'ulcère par le plus petit frottement léger.

Le tégument cicatriciel est en effet si mince dans son apparence de baudruche rosée que le moindre frottement suffit à l'entamer.

Encore ne faudra-t-il pas de complications. Sans passer en revue toutes celles qui peuvent survenir il en est une plus fréquente que l'on retrouve souvent dans les observations : c'est l'érysipèle.

Des symptômes cérébraux se manifestent aussi quelquefois sous l'influence de la propagation de proche en proche des microbes pathogènes et nous signalons plusieurs cas de mort par méningite septique.

Cependant on ne porte plus un pronostic fatal comme Bruns et Legouest et Servier qui écrivaient avant l'ère antiseptique : « la mort a toujours été le résultat des accidents de scalp ».

Une complication des plus ennuyeuses est l'ectropion. La cicatrice en se rétractant de plus en plus finit en effet par exercer une puissante traction sur les paupières, découvrant même une partie de la sclérotique habituellement cachée.

On est quelquefois obligé de recourir à des libérations plastiques, une malade du service de M. Jaboulay, qui présente des sourcils fortement attirés en haut qui donnent à sa physionomie un air d'étonnement spécial, raconte qu'elle dort les yeux à moitié fermés.

A côté de ces complications récentes, il nous faut signaler les complications tardives : dégénérescences diverses de la cicatrice, des ulcérations, etc., et si bien qu'en expertise médico-légale, au point de vue accident du travail, nous n'hésiterions pas à considérer cette infirmité comme une incapacité permanente partielle.

---

# CHAPITRE III

## OBSERVATIONS

### *PREMIÈRE SÉRIE.* — Scalp complet.

OBSERVATION I (résumée).

(Syme, Observations in *Clinical Surgery Edinburgh*, 1861, p. 173.)

Une jeune fille se présente pour un scalp total produit huit ans avant par la roue d'une machine. La cicatrisation est encore partielle et le sommet du vertex est couvert de bourgeons charnus. La rétraction des tissus a provoqué un tiraillement des bords de la plaie et un ectropion de la paupière droite. Guérison lentement obtenue par des pansements répétés.

OBSERVATION II (résumé).

(Stromeyer, *Verletzungen und chir. Krankheiten des Kopfes.)*

Scalp total par une roue en mouvement. La réimplantation du lambeau échoue complètement. La cicatrisation met plus de deux ans.

OBSERVATION III (résumée).

(Vauthier, *Journal de Médecine et de Chirurgie pratique*, janvier 1867.)

Une jeune fille de treize ans s'étant approchée d'un arbre de couche ressentit une vive douleur. M. Vauthier, appelé immédiatement, constata un arrachement des cheveux seuls, sans la moindre plaie sur tout le côté gauche du crâne et s'arrêtant exactement au milieu. Il ne survint aucune complication et, un an après, les cheveux étaient repoussés presque aussi longs que lors de l'accident.

### Observation IV (résumée).

(Netolizky, *Wiener med. Wochenschrift*, 1871.)

En passant sous une machine, une paysanne se trouva saisie par les cheveux par une roue en mouvement, perdit connaissance et put partir à pied chez elle. La peau était arrachée depuis la base du front, les tempes et les oreilles, jusqu'en un point correspondant à la troisième cervicale. Le périoste était déchiqueté par endroits. Deux ans après, la cicatrisation n'était pas terminée. Elle se compliqua entre temps de l'élimination de deux fragments osseux et d'un érysipèle.

Il persista un ectropion très prononcé de la paupière gauche.

On transplanta des lambeaux cutanés et des greffes prises sur un chien et un jeune chat. Ces deux opérations avec succès.

### Observation V (résumée).

(Burdel, *Union Médicale*, Paris, 1875.)

Une jeune ouvrière se fit saisir une natte de cheveux par un arbre de couche qui, continuant son mouvement, fit tourbillonner la jeune fille, qui fut projetée à terre, en laissant accrochée à la machine sa chevelure presque entière.

Sur les bords, il existait plusieurs lambeaux au voisinage des tempes et des oreilles, deux lambeaux frontaux, dont le gauche recouvrant l'œil.

Suture des lambeaux, après lavage à l'au alcoolisée, réapplication et sutures de la calotte arrachée.

Pansements au quatrième jour. Mortification de la calotte, que l'on enlève, et sous laquelle apparaissent des bourgeons charnus. Consécutivement suppuration abondante. Trois semaines après l'accident, on essaye sans succès des greffes épidermiques, qui disparaissent en même temps que le tétanos se déclare, et la suppuration devient beaucoup plus abondante. Une deuxième tentative de greffes n'a pas plus de succès.

Avec un lambeau du cuir chevelu, qu'on fait glisser et qu'on applique sur un espace de bourgeons charnus préalablement scarifiés, on réalise ainsi une sorte d'autoplastie qui devient, dans la suite, un point de rayonnement du tissu cicatriciel.

Application de trois autres greffes semblables, guérison.

### Observation VI (résumée)

(Reverdin, *Deutsche Zeitschrift für Chirurgie*, 1876.)

Une tisseuse, en se baissant, eut les cheveux pris dans un engrenage et fut scalpée. Hémorragie assez intense, mais peu durable ; douleur peu vive. La plaie mesure : 35 centimètres, de la racine du nez à la bosse occipitale ; 28 centimètres, de l'oreille droite intacte à l'oreille gauche en partie arrachée ; 57 centimètres de circonférence. La cicatrisation avance lentement, en provoquant une rétraction considérable au niveau des paupières. Pansements aux bandelettes de diachylon imbriquées sur toute la plaie. Amélioration.

Première tentative de greffes épidermiques prises sur la malade, sur son mari, sur un chien et un lapin échoue. Un mois après la première tentative, par deux incisions parallèles, longues de 6 centimètres, on tunellise sur la poitrine d'un jeune chien une sorte de pont cutané, que l'on isole des tissus sous-jacents par une bande de diachylon. Le lambeau ainsi isolé et en pleine granulation est sectionné et transplanté sur la tête de la patiente. Insuccès. Une troisième expérience, faite avec la paroi d'un kyste dermoïde, donne un succès complet.

Quelques semaines après, on prend des greffons de 5 centimètres sur une cuisse d'enfant qui vient d'être amputé. Succès complet. On renvoie la malade de l'hôpital après un traitement de sept mois, compliqué par un érysipèle et des suffusions sanguines dans les granulations.

Résultat éloigné : guérison. Quelques petites ulcérations se produisent parfois, mais cèdent aux pansements. Les paupières supérieures sont fortement attirées en haut.

### Observation VII

(Triponel, *Deutsche Zeitschrift für Chirurgie*, 1876.)

L'auteur rapporte un cas tout à fait analogue au

précédent, traité, lui aussi, par les greffes épidermiques qui hâtèrent considérablement la guérison. Il n'en donne pas la description détaillée, qui ressemble, d'ailleurs, point pour point à celle donnée plus haut par Reverdin.

OBSERVATION VIII (résumée).

(Keeling, *British med. Journal*, 1878.)

Il s'agit d'une jeune femme dont les cheveux ont été pris dans une machine en mouvement. La blessée a été soulevée de terre et le cuir chevelu s'est trouvé complètement arraché. Cet accident est arrivé il y a quatre ans et la plaie n'est pas encore cicatrisée au moment de la publication de l'observation.

OBSERVATION IX (résumée).

(Finnel, *New-York medical Journal*, 1878.)

Sans grande souffrance, une jeune femme de vingt-huit ans eut sa chevelure prise par un volant et arrachée rapidement. La première sensation fut une sensation de froid; il n'y eut ni choc ni douleurs.

Scalp total, cicatrisation très lente.

OBSERVATION X (résumée).

(Abbe, *New-York medical Journal*, 1878.)

Cas semblable au précédent, traité en 1874 à l'hôpital Saint-Luc. L'étendue du cuir chevelu enlevé était à peu près la même et l'arrachement avait été produit par un volant. Trois mois après le traumatisme, des granulations s'étendaient sur le crâne dénudé. On remarqua au cours du traitement que les greffes, placées à environ un pouce de la cicatrice marginale, furent les seules qui contractèrent des adhérences. Les greffes étaient des dimensions d'un grain de blé et, durant quatre années que dura la cicatrisation, on en employa environ 12.000.

Observation XI (résumée).

(Cowell, *Lancet*, London, 1879.)

La chevelure d'une jeune fille fut saisie par un volant et le cuir chevelu complètement arraché. Les deux oreilles pendaient de chaque côté sur le cou; toute la partie postérieure du cou était mise à nu. Il fallut lier une des artères temporales. La réapplication du cuir chevelu échoue. Surfaces bourgeonnantes se cicatrisant lentement.

Observation XII (résumée).

(Salles, *Montpellier Médical*, 1879.)

Un arbre de couche accroche une résille, enroule rapidement les cheveux autour de lui et, avant qu'on ait pu dégager la victime, arrache violemment toute la calotte cranienne. Hémorragie abondante. Le périoste adhère à la calotte enlevée et la voûte cranienne se trouve ainsi mise à nu. La réapplication échoué. Il se déclare de l'infection. Vingt jours après l'accident, le crâne offre à l'examen, sur toute sa surface, de petites marbrures rougeâtres et à travers les sutures fronto-pariétales et bi-pariétales sortent des filaments rosés qui saignent au moindre contact. Peu après, quelques dents de ces sutures se détachent en laissant voir des bourgeons charnus venus du tissu spongieux.

Un an après le début, il existe un véritable ulcère atonique de 4 à 5 centimètres carrés, contre lequel on reste impuissant avec les topiques les plus divers et des greffes répétées. L'ulcère se cicatrise, enfin, dix-huit mois après l'accident. La voûte du crâne est recouverte d'un tissu nodulaire d'un blanc mat qui, au début, s'ulcère facilement. Peu à peu les parties voisines de la cicatrice, qui étaient attirées fortement en haut, reprennent leur souplesse et la mâchoire inférieure primitivement limitée dans ses mouvements s'abaisse comme autrefois.

### Observation XIII

(Gussenbauer, *Centralbl. für Chirurgie*, 1884.)

Scalp total chez une jeune fille. La partie scalpée retirée de la machine est réappliquée et suturée, mais s'élimine dans la suite au milieu de la suppuration. Application de 340 greffes de Thiersch, dont 270 seulement prennent. Vingt mois après, la cicatrisation n'est point achevée.

### Observation XIV (résumée).

(Guermonprez,
*Pratique chirurgicale des Etablissements industriels*, 1885

Une jeune fille prenait plaisir à présenter sa chevelure à un peigne de filature : elle fut subitement surprise, perdit une grande partie du cuir chevelu et ne parvint à guérir qu'après de longs mois.

OBSERVATION XV (résumée).

(Socin, *Jahresbericht über die chirurgische Abtheilung des Spitals zu Basel*, 1890.)

Scalp total chez une ouvrière. Première tentative de greffes, selon la méthode Thiersch-Reverdin, échoue complètement. Deuxième tentative après désinfection de la plaie et abrasion des bourgeons charnus à la curette : réussite. Pendant un an, on pratique sept séances de greffes : guérison.

OBSERVATION XVI (résumée).

(Sick, *Münchener med. Wochenschr.*, 1892.)

Une fillette de dix ans fut entièrement scalpée. Première application de greffes prélevées sur deux hommes bien portants : insuccès. Deuxième tentative, avec greffes prises sur la sœur de la blessée, avec succès. Pas d'ectropion

OBSERVATION XVII (résumée).

(Gerck, *Beitraege zür klinischen Chirurgie*, 1892.)

Une jeune fille de vingt-trois ans présente un scalp complet, sa chevelure ayant été complètement arrachée par un arbre de transmission. Large plaie, recouverte de granulations abondantes et du meilleur aspect. Six semaines après l'accident, on avive les granulations et on applique des greffes de Thiersch : succès. Entre temps, accouchement normal. Guérison sans complications. La blessée n'accuse dans la suite aucune gêne, aucune sensation pénible.

Observation XVIII (résumée).

(Riegner, *Centralblatt für Chirurgie*, 1893.)

Scalp total chez une jeune fille de seize ans. Quelques jours après l'accident on applique, après désinfection soigneuse sur la plaie cranienne, des bandelettes épidermiques, selon la méthode Thiersch. Guérison.

Observation XIX (résumée).

(Altermatt, *Beiträge zür klinischen Chirurgie*, 1897.)

En lissant sa chevelure, une jeune fille de vingt-deux ans se fit saisir les cheveux par un axe de transmission. Après nettoyage, réapplication de la partie scalpée. Pendant quelques jours, la température atteint 39 degrés et la calotte tombe nécrosée, laissant à nu une large plaie bourgeonnante.

Un mois après l'accident, application de lanières épidermiques, longues de 15 à 20 centimètres et larges de 3 centimètres : succès. Guérison lente sans incident ni complications.

Observation XX (résumée).

(Derville, thèse Parizot, Paris, 1898.)

Arrachement du cuir chevelu chez une jeune fille de quinze ans, avec élimination de séquestres. La cicatrisation dure un an.

### Observation XXI (résumée).

(Guermonprez et Parizot, 1898.)

Pour lisser sa chevelure, une jeune ouvrière de vingt et un ans lance ses cheveux en avant, lorsque ceux-ci s'enroulent sur le cylindre d'une machine placée devant et tournant à 500 tours à la minute. La blessée n'éprouve aucune sensation de douleur ; on arrête la machine, on trouve la jeune fille fixée par les cheveux à la portion du cylindre, qui est à 1 m. 50 au-dessus du sol. Après libération, on constate un arrachement complet du cuir chevelu. Pas d'hémorragie. Suppuration abondante. Le tissu cicatriciel exerce une rétraction considérable avec ectropion. Cicatrisation se fait lentement.

### Observation XXII (résumée).

(Wyart, thèse Lyon, 1898.)

Une jeune femme se fait saisir sa chevelure par un arbre de couché en rotation et résiste en s'arc-boutant sur les poignets. Elle ne s'aperçut que sa chevelure avait été enlevée et arrachée que lorsque le mécanicien eut arrêté la machine. Douleur peu vive, hémorragie assez abondante; par la suite, suppuration abondante.

### Observation XXIII (résumée).

(Gross, *Pathologie et Clinique chirurgicale.*)

En tombant du haut d'un escalier, une femme de soixante ans accroche ses cheveux à la serrure d'une porte du rez-de-chaussée. Projetée à 2 mètres de là, l'accidentée laisse sa chevelure accrochée à la porte. Vaste plaie qui met cinq mois à se cicatriser.

Observation XXIV (résumée).

(Franchomme, thèse Bureau, Paris, 1900.)

En se coiffant auprès de son métier, une jeune fille se fait enlever par les rouleaux d'une machine la plus grande partie de sa chevelure. Douleur peu vive, hémorragie peu abondante. La calotte scalpée est remise en place et fixée par des sutures au crin de Florence. Après quelques jours de suppuration et de fièvre élevée on est obligé d'enlever la calotte en train de se sphacéler. Pansements consécutifs à l'onguent styrax. Elimination de deux petits séquestres osseux. Greffes de Thiersch, avec pansement au sérum physiologique. Insuccès. Un mois après nouvelles greffes ; quelques-unes prennent mais se rétractent considérablement. La guérison met un an et demi environ. Plus tard l'état local est parfait, mais la jeune fille se plaint de maux de tête assez fréquents.

Observation XXV (résumée).

(Downs, *London medical Gazette*, 1854.)

Scalp chez une jeune fille de dix-sept ans par une machine en mouvement. Cicatrisation suit un cours régulier. Entre temps, érysipèle qui guérit. Au septième mois la malade meurt d'infection.

### Observation XXVI (résumée).

(Jacquet, *Annales de la Chirurgie française*, 1842.)

Une jeune fille de vingt-cinq ans se fait accrocher les cheveux par un cylindre et s'arc-boute pour résister. Scalp total. Par la suite, suppuration abondante avec exfoliation de la table externe des os du crâne. Elle meurt d'infection un an après son accident.

### Observation XXVII (résumée).

(Gussenbauer, *Centralblatt für Chirurgie*, 1884.)

Scalp complet chez une jeune fille de seize ans. Cicatrisation lente. La plaie se couvre de fausses membranes, des symptômes de méningite apparaissent et la mort survient onze mois après l'accident.

### Observation XXVIII (résumée).

(Durand et Wyart, thèse Wyart, Lyon, 1898.)

Arrachement total du cuir chevelu chez une jeune tisseuse sans grande douleur et avec une hémorragie peu abondante. Deux ans après l'accident il persistait une large plaie sans tendance à la cicatrisation qui avait amené la production d'un ectropion double. Greffes épidermiques. Après suture des paupières, on tente leur restauration avec succès, cependant, que la plaie se cicatrise régulièrement.

OBSERVATION XXIX (résumée).

(Franchomme et Parizot, thèse Parizot, 1890.)

En passant sous une machine à coudre une fillette de treize ans, se fait enlever la totalité du cuir chevelu. Cicatrisation lente, pansements à l'onguent styrax. Greffes de Thiersch, vingt mois après l'accident, avec succès. Par la suite, après cicatrisation complète, il se produit des destructions partielles et répétées.

OBSERVATION XXX (résumée).

(Malherbe, *Bulletin Médical*, décembre 1898.)

Une femme de vingt-cinq ans se fait entièrement scalper par un arbre de couche. On réapplique le cuir chevelu après désinfection minutieuse et drainage à travers le lambeau qui est suturé tout autour. Ce dernier s'élimine lentement et la cicatrisation se fait par bourgeonnements.

OBSERVATION XXXI (résumée).

(Donnez, *Bulletin de la Société Médicale de Charleroi*, 1891.)

Une jeune fille ouvrière dans une verrerie fut projetée autour d'un arbre de rotation d'une machine à polir et saisie par sa tresse longue de 62 centimètres. Elle résista autant qu'elle le put mais laissa finalement tout son cuir chevelu, sans grande hémorragie et sans grande douleur. Pansements antiseptiques, cicatrisation lente. Entre temps, il y eut des douleurs de tête considérables et de l'agitation générale avec contractures douloureuses dans les membres supérieurs et inférieurs.

Observation XXXII (résumée).

(*In* thèse Fouchard, Paris, 1902.)

En rejetant ses cheveux en arrière, pour les tordre en chignon, une jeune fille de dix-neuf ans se les fit prendre autour d'un axe de transmission. La violence fut telle que l'ouvrière fut complètement scalpée, depuis les sourcils jusqu'à la nuque. Pansements quotidiens à cause de l'abondante suppuration. Ensuite pansements à l'onguent styrax. Sous l'influence d'un écoulement purulent formé d'un mélange de sécrétions organiques et d'onguent styrax liquéfié, des érosions destructives se manifestent sous l'aspect d'une bande ulcérée au-dessus d'une zone cicatrisée. On décide d'appliquer des greffes dermo-épidermiques. Les deux tiers réussissent. Par la suite la cicatrisation se fait sans incident.

Observation XXXIII (résumée).

(*Bulletin de la Société de Chirurgie de Paris*, janvier 1912.)

En se penchant en avant, une jeune fille se laisse prendre les cheveux autour d'un tourillon et le cuir chevelu est enlevé en totalité. Hémorragie abondante. Lavages au permanganate. Pansements à la vaseline. La cicatrisation se fait assez vite sans qu'on ait recours à des greffes épidermiques.

Observation XXXIV (résumée).

(Le Dentu, *Bulletin de la Société de Chirurgie de Paris*, janvier 1912.)

Un Chinois employé à la machinerie d'un bateau néglige d'enrouler sa queue. Celle-ci est saisie par une des pièces de la machinerie et le malheureux est scalpé.

Observation XXXV (résumée).

(Paul Thiéry, *Bulletin de la Société de Chirurgie de Paris*, janvier 1912.)

A la suite d'une dégénérescence épithéliale d'une loupe du cuir chevelu, on décide l'ablation chirurgicale de tout le cuir chevelu. Grâce à des soins assidus et à l'emploi de l'emplâtre de Vigo, on obtient en quatre mois une cicatrisation complète.

Observation XXXVI (résumée).

(Paul Thiéry, *Bulletin de la Société de Chirurgie de Paris*, janvier 1912.)

Une jeune Anglaise se faisait élever en ballon suspendue par les cheveux à un trapèze placé au-dessous de l'aérostat, sans que le cuir chevelu eût jamais cédé. Un jour à Barcelone, les cheveux se rompirent, elle fut précipitée de très haut et se rompit les deux fémurs. Elle mourut dans la suite de complications rénales, souffrant énormément de ces scalps.

### Observation XXXVII (résumée).

(Ombrédanne, *Bulletin de la Société de Chirurgie*, janvier 1912.)

Une jeune diamantaire se fait prendre les cheveux autour d'un arbre de transmission. Pendant deux ans, on tente sans succès des greffes Thiersch, des greffes de Kraus, des greffes italiennes, des greffes par raclage. Finalement, on recouvre à l'emplâtre Vigo et à l'emplâtre rouge de Vidal et la cicatrisation se fait bien lentement. Sept ans après l'accident, il reste encore une surface ulcérée de la taille d'une pièce de 2 francs.

### Observation XXXVIII inédite (résumée).

(Hôtel-Dieu de Lyon, Service Bérard.)

D... Victoire, travaillant dans une usine, se fait prendre les cheveux dans l'axe d'une poulie. Le scalp est complet et la boîte cranienne est complètement à nu jusqu'à la protubérence occipitale en arrière et les arcades sourcilières en avant. La malade arrive à l'hôpital en portant son cuir chevelu. Le chirurgien de garde rase complètement le lambeau décollé et le réapplique sur la boîte cranienne en mettant des points de sutures espacés et un drain à la voûte, un autre à la nuque et un autre dans chaque fosse temporale.

26 décembre. — Le pansement a beaucoup suinté et le cuir chevelu est complètement sphacélé : mais comme la température tend à baisser on se borne à faire un lavage de la plaie et à refaire le pansement.

30 Décembre. — Par endroits le cuir chevelu réappliqué est complètement momifié ; ailleurs il semble reprendre.

4 janvier 1913. — On trouve une collection au niveau de la fosse temporale et tout autour des bourgeons charnus saignent facilement. On fait sauter certains points de suture. Grands lavages à l'eau oxygénée. Le cuir chevelu semble reprendre par endroits, mais il est d'une couleur jaunâtre. Le lambeau antérieur tombe au devant des yeux qui sont complètement fermés.

10 janvier. — Le scalp est complètement momifié et recouvre des îlots purulents. On l'enlève. Il ne subsiste qu'un petit lambeau épidermique au niveau du sommet du crâne, à droite.

4 mars. — On tente des greffes de Thiersch-Ollier prises sur une malade opérée de hernie ombilicale.

11 mars. — Les greffes se sont sphacélées. Une seule semble avoir pris légèrement. Deuxième prise de greffes sur la cuisse de la malade.

15 mars. — Résultat nul. Cependant on distingue quelques îlots épidermiques qui semblent vouloir s'étendre, mais qui exigent des soins minutieux pour l'ablation du pansement.

### Observation XXXIX inédite (résumée).

(Hôtel-Dieu de Lyon, Service du Dr Jaboulay.)

Bl... Henriette, trente-cinq ans, 18 novembre 1909. En se baissant pour manœuvrer une clavette se fait prendre le chignon par un engrenage qui lui arrache d'un seul coup le cuir chevelu. Pas de douleur intense ; hémorragie considérable. On réapplique le cuir chevelu le lendemain après l'avoir fait immerger vingt-quatre heures dans l'eau sédative. On est obligé de l'enlever au bout de trois jours à cause de sphacèle.

Pendant dix mois, pansements à la vaseline.

Elle rentre ensuite dans le service du Dr Jaboulay à l'Hôtel-Dieu de Lyon ; on pratique dix-neuf séances de greffes les plus diverses suivies de dix-neuf insuccès. En ce moment, plus de trois ans après l'accident, la malade est en bonne voie de guérison, mais présente encore, au niveau du pariétal droit, une large plaque non encore cicatrisée. On remarque aussi au niveau de l'occipital plusieurs petites plaques en voie d'épidermisation. La cicatrisation mince, rosée, ayant une apparence de peau de baudruche, est excessivement friable. Par endroits elle suinte de temps en temps, il se forme des croûtes qui, en tombant, renouvellent le travail de cutanéisation. Au niveau du cou, la cicatrice très rétractrive forme une série de tractus blanchâtres qui immobilisent la tête de la patiente et sont le siège du processus douloureux.

## *DEUXIÈME SÉRIE.* — **Scalp incomplet.**

### Observation XL

(Derville de Roubaix, thèse Parizot, 1898 )

Marie P..., âgée de cinquante-huit ans, atteinte d'un arrachement du cuir chevelu depuis une oreille jusqu'à l'autre. Désinfection, drainage et suture. Guérison complète.

Observation XLI (résumée).

(Derville, thèse Parizot, Paris 1898.)

Sophie V..., quinze ans, atteinte d'un arrachement du cuir chevelu. Nettoyage et suture. Il se forme des escarres osseuses. Cicatrisation très lente.

Observation XLII (résumée).

(Derville, thèse Parizot, 1898.)

Colette P..., trente ans, présente une plaie par arrachement de toute la partie antérieure du cuir chevelu avec décollement : drainage, suture et pansement. Erysipèle en cours de traitement. Guérison complète au bout de soixante jours.

Observation XLIII (résumée).

(Franchomme, thèse Buneau, Paris, 1900.)

Pauline D... se fait enrouler ses cheveux sur un arbre de transmission. La machine est arrêtée aussitôt. Il existe au niveau du pariétal gauche un lambeau décollé ayant les dimensions d'une main de femme et ne tenant au reste du cuir chevelu que par de petits pédicules latéraux. Après désinfection, rasage et nettoyage, on suture les plaies. En dix jours, guérison complète.

Observation XLIV (résumée).

(Parizot, thèse de Paris, 1898.)

Une jeune fille de dix-sept ans se fait arracher complètement le cuir chevelu depuis les sourcils jusqu'à la nuque qui forme charnière. Il existe ainsi un énorme lambeau que l'on rabat à sa place normale, que l'on draine et que l'on suture. Large suppuration avec phénomènes septiques Guérison normale.

Observation XLV (résumée).

*(Bulletin de la Société de Chirurgie de Paris*, janvier 1912.)

Une femme de trente-quatre ans faisait sa trois-cent-soixante-douzième ascension en montgolfière. Ce jour-là le lâchez-tout partit avant que les jambes eussent été entravées et la malheureuse fit une chute sur un arbre qui la scalpa aux trois quarts. Au bout de huit jours, elle quitte l'hospice avec recollement absolu sans fièvre et sans la moindre suppuration.

*TROISIÈME SÉRIE.* — **Plaies par arrachement ou glissement.**

Observation XLVI

(Wachenfeld, *Handbuch der praktischen Chirurgie.)*

Une jeune fille est saisie dans une usine par les griffes d'une machine, de telle sorte que son cuir chevelu, son oreille et son sourcil gauche sont arrachés et détruits. Guérison lente mais complète et durable.

Observation XLVII (résumée).

(Jean-Louis Petit, œuvre complète.)

Un cocher tombe de dessus son siège ; la roue du carrosse lui enlève la peau et une partie du péricrane depuis le milieu du front jusqu'à l'occiput. Après lavage on replace la peau aussi exactement que possible et on la maintient avec quatre bandelettes d'emplâtre. Pansements humides. Guérison en moins de six jours.

Observation XLVIII (résumée).

(Souberbiedle, *Annales de la Chirurgie française*, 1842.)

Un homme se frappe violemment le sommet de la tête contre l'angle d'un mur. Le cuir chevelu tombe en partie en lambeaux qui furent entraînés par la suppuration. La plaie avait 19 centimètres de long sur 15 de large. Il se produisit une exfoliation de la table externe des os. Cicatrisation complète au bout de six mois.

Observation XLIX (résumée).

(Ribierre, thèse Paris, 1888.)

Un homme de trente-cinq ans tombe de son camion la tête la première. Plaie nette de la région temporale avec lambeaux rétractés vers la région zygomatique. Le malade meurt et à l'autopsie on trouve une zone de sphacèle des méninges correspondant à la plaie extérieure.

OBSERVATION L (résumée).

(Thèse Parizot, Paris.)

Un mineur heurte avec sa tête dans une galerie une des pièces de bois et portant la main à sa tête s'aperçoit que son cuir chevelu est rabattu en arrière sous forme de capuchon. Le lendemain pansements phéniqués, sutures sans drainage. Cicatrisation obtenue le neuvième jour. Pendant de longues années douleurs fréquentes dans la tête.

OBSERVATION LI (résumée).

(Jousset, de Lille *in* thèse Parizot.)

A la partie antérieure du pariétal un petit garçon de huit ans se fait avec une balançoire une large entaille allant jusqu'aux os. Pansements compressifs et sutures. Guérison complète au bout de onze jours.

OBSERVATION LII (inédite).

(Service du professeur Bérard, Hôtel-Dieu.)

M... Jean, le 10 août 1909 : le malade, qui exerce la profession de maçon, était en train de couvrir une toiture quand il glissa et fit une chute sur la tête. Le malade fut relevé en état de choc et amené à l'hôpital avec un vaste décollement du cuir chevelu. Nettoyage et pansements.

15 septembre. — On enlève un lambeau sphacelé.

15 février 1910. — On rabat, sur la plaie en bonne voie de cicatrisation, le lambeau de cuir chevelu qui

se trouve sur le côté gauche du crâne, car il est rétracté, onduleux, et une fois soulevé permet de recouvrir une partie de la plaie.

15 mars. — Greffes de Thiersch sur le côté droit en prenant des lanières dermo-épidermiques sur la cuisse droite.

10 septembre. — On mesure l'étendue du crâne qui bien qu'épidermisé n'est pas encore revêtu de cuir chevelu et l'on trouve transversalement 8 centimètres entre les points les plus extrêmes et 20 centimètres d'avant en arrière.

15 septembre. — Le malade part en bonne voie de cicatrisation.

# CONCLUSIONS

I. — Le scalp du cuir chevelu résulte généralement d'une traction brusque exercée sur la plus grande partie de la chevelure d'avant en arrière.

II. — Il semble s'amorcer au niveau des arcades sourcilières par suite d'une section de la peau du front de dedans en dehors par le bord tranchant de l'arcade.

III. — Tous les essais de réimplantation de la calotte arrachée, même dans les meilleures conditions, ont échoué et tout se résout en somme au traitement très long (une à quatre années en moyenne) d'une vaste plaie plus ou moins bourgeonnante.

IV. — On doit toujours tenter les greffes dermo-épidermiques ou autres. Mais il est des sujets chez lesquels, sans que l'on s'en explique la cause, toutes les variétés de greffes échouent.

V. — Dans toute plaie de la tête, il faut respecter les plus petits lambeaux pédiculés qui accélèrent considérablement la cicatrisation.

VI. — La fragilité de la cicatrice, ses ulcérations fréquentes et les dégénérescences possibles permettent de considérer le scalp total après guérison comme une incapacité permanente partielle.

# INDEX BIBLIOGRAPHIQUE

Brach, *Med. Zeitung des Vereins für Heilkunde in Preussen*, Berlin., 1837, n° 8, p. 35.

Jacquet, *Annales de la Chirurgie française et étrangère*, 1842, p. 318; *Bulletin de l'Académie royale de Médecine*, 1842, 9, 867.

Dovyns, *London medical Gazette*, vol. XXIII, 9, 907.

Bruns, *Handbuch der praktischen Chirurgie*, Bd. I, *Die chirurgischen Krankheiten und Verletzungen des Gehirns und seiner Umhüllungen*, 1854.

Syme, Observations in *Clinical Surgery*, 1861, 9, 173.

Stromeyer, *Verletzungen und chirurgischen Krankheiten des Kopfes*, Bd. II, 1864, 9, 14.

Vauthier, *Journal de Médecine et de Chirurgie pratique*, 1868.

Netolitsky, *Wiener med. Wochenschrift*, 1871, n° 34.

Burdel, *Union médicale*, Paris, 1875.

Reverdin, *Deutsche Zeitschrift für Chirurgie*, Bd. VI, 1876, 9, 416.

Triponel, *id.*, 9, 422.

Keeling, *British med. Journal*, 1878, vol. 1, 9, 71.

Finnel, Entire scalps detached by machinery ; an

immense granulating surface (*New-York med. Journal*, 1878).

ARBE, *New-York med. Journal*, 1878.

COWELL, *Lancet*, London, 1879.

SALLES, *Montpellier médical*, 1879, t. XII, p. 355.

GUSSENBAUER, *Centralblatt für Chirurgie*, 1884, n° 19, 9, 305.

GUERMONPREZ, *Pratique chirurgicale des établissements industriels*, 1885.

SOCIN, *Jahresbericht über die chirurgische Abtheilung des Spital zu Casel*, 1890.

DONNEZ, Jeune fille scalpée ; présentation de la malade en bonne voie de guérison (*Bulletin Soc. méd. de Charleroi*, XII, 1891).

SICK, *Münchener med. Wochenschrift*, n° 7.

GEROK, *Ueber Skalpierung Beiträge zur klinischen Chirurgie*, IX, 1892.

RIEGNER, Ein Fall von totaler Skalpierung durch Thiersch'schen Iautimplantation geheilt (*Centralbl. für Chirurgie*, 1893).

GROSS, *Semaine médicale*, 1895, 9, 221.

ALTERMATT, Ein Fall von totaler Skalpierung (*Beiträge zur klin. Chirurgie*, XVIII, 1897).

MALHERBE, Un cas de scalp complet traité par la réapplication du cuir chevelu (*Bulletin Médical*, déc. 1898).

PARIZOT, *Des plaies par arrachement* (thèse Paris, 1898).

WYART, *De l'arrachement chez la femme de la totalité du cuir chevelu (scalp total)* (thèse Lyon, 1898).

BRUNEAU, *Des arrachements du cuir chevelu et de leur traitement* (thèse Paris, 1900).

*Société Allemande de Chirurgie* : XXX^e Congrès ; *Bulletin et mémoires de la Société Chirurgicale*, janvier 1912.

FOUCHARD, *Des arrachements du cuir chevelu* (thèse Paris, 1902).

RIBIERRE, *Considération sur les plaies de la tête et traitement par la suture* (thèse Paris, 1888).

*Traité de Chirurgie de Le Dentu et Delbet* : Chirurgie du crâne, par Auvray.

# TABLE DES MATIÈRES

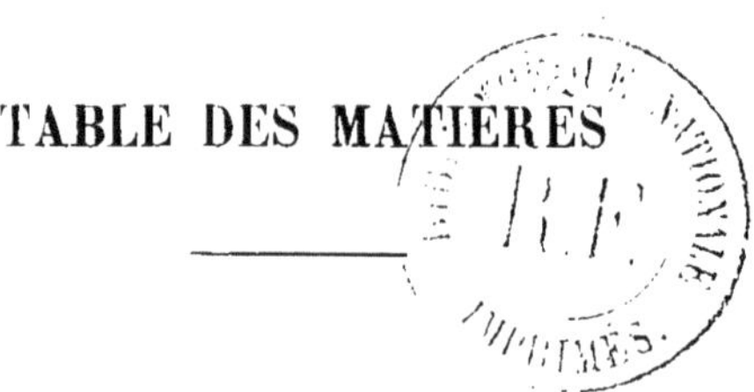




Lyon. — Imprimerie A. Rey, 4, rue Gentil. — 64728

www.ingramcontent.com/pod-product-compliance
Ingram Content Group UK Ltd.
Pitfield, Milton Keynes, MK11 3LW, UK
UKHW020028080726
13614UKWH00004B/1620